46 Ricette per rafforzare la Dentatura:

Fortifica i denti e la salute orale mangiando cibi ricchi di Nutrienti

di

Joe Correa CSN

DIRITTO D'AUTORE

Questa pubblicazione è stata progettata per fornire informazioni accurate e autorevoli per quanto riguarda la materia disciplinata. Viene venduto con la consapevolezza che né l'autore né l'editore si impegnano a fornire consulenza medica. Se è necessario, consultare uno specialista. Questo libro è considerato una guida e non deve essere usato in alcun modo potenzialmente dannoso per la salute. Consultare un medico prima di iniziare questo piano nutrizionale per assicurarsi che sia adatto al caso.

RINGRAZIAMENTI

Questo libro è dedicato ai miei amici e parenti che hanno avuto malattie lievi o gravi e che mi hanno permesso di trovare una soluzione e apportare le modifiche necessarie alle loro vite.

46 Ricette per rafforzare la Dentatura:

Fortifica i denti e la salute orale mangiando cibi ricchi di Nutrienti

di

Joe Correa CSN

CONTENUTI

CENNI SULL'AUTORE

Dopo anni di ricerca, credo onestamente negli effetti positivi che una corretta alimentazione può avere su tutto il corpo e sulla mente. La mia conoscenza ed esperienza mi hanno aiutato a vivere in modo più sano nel corso degli anni e ho condiviso questo metodo con la famiglia e gli amici. Quanto più si sa di mangiare e bere sano, tanto prima si vorranno cambiare gli stili di vita e le abitudini alimentari.

La nutrizione è una parte fondamentale nel processo di mantenersi in buona salute e vivere più a lungo, quindi meglio iniziare da subito. Il primo passo è il più importante e il più significativo.

INTRODUZIONE

46 Ricette per rafforzare la dentatura: Fortifica i denti e la salute orale mangiando cibi ricchi di nutrienti

Di Joe Correa CSN

Ci si lava due volte al giorno, si passa il filo interdentale quotidianamente, risciacquiamo la bocca con il colluttorio. Ma per quanto riguarda il cibo? La grande novità è che il segreto per denti sani può essere trovato nel frigorifero!

Al fine di prevenire la carie e di mantenere un bel sorriso, è necessario prendere in considerazione la dieta, ciò che si mangia, e quanto spesso si mangia. Saresti sorpreso nel vedere i notevoli cambiamenti che avvengono in bocca dopo aver mangiato alcuni alimenti!

Nella vita quotidiana, i nostri denti hanno un sacco di nemici come snack appiccicosi, bibite zuccherate e molto altro ancora. Fortunatamente per noi, ci sono alimenti che prevengono la carie.

Può essere una vera e propria sfida mantenere una bocca libera dalle impurità. Alcuni studi dimostrano che oltre il 92% degli adulti tra i 20 ei 64 hanno avuto carie nei loro denti permanenti.

Includi queste 46 ricette nella tua dieta quotidiana e noterai grandi cambiamenti in pochissimo tempo!

46 RICETTE PER RAFFORZARE LA DENTATURA: FORTIFICA I DENTI E LA SALUTE ORALE MANGIANDO CIBI RICCHI DI NUTRIENTI

1. Insalatona di melograno

- Descrizione:

Il melograno è una buona fonte di fibre. Esso contiene anche vitamine A, C ed E, ferro e altri antiossidanti.

- Ingredienti:

  - 2 melograni, pelati e con i semi separati

  - 2 spicchi d'arancia o mandarino

  - 1 cipolla rossa tritata

  - 1 jalapeno, tritato

  - 1 cucchiaio di jalapeno in salamoia

  - 1 mazzetto di coriandolo tritato

  - 1 lime, spremuto

- Preparazione:

> ➤ Mescolare semi di melograno, mandarini, cipolla, jalapeno fresco, jalapeno in salamoia, coriandolo, succo di lime, e cumino in una ciotola.

> ➤ Coprire la ciotola e mettete in frigo per alcune ore o durante la notte per far fondere i sapori.

- Valori nutrizionali:

Calorie: 57kcal, Grassi: 0,2 g, Carboidrati: 14g, Proteine: 1.1g, Sodio: 26mg

2. Insalata di mirtilli

- Descrizione:

I mirtilli sono una buona fonte di vitamina C, fibre alimentari e manganese, così come una buona fonte di vitamina E, vitamina K, rame e acido pantotenico.

- Ingredienti:

  ➢ 1 1/2 tazze di mirtilli tritati

  ➢ 1 tazza di mela rossa tritata

  ➢ 1 tazza di sedano tritato

  ➢ 1 tazza di uva verde senza semi

  ➢ 1/3 tazza di uvetta

  ➢ 1/4 di tazza di noci tritate

  ➢ 1/4 cucchiaino di cannella in polvere

  ➢ 1 (8 once) yogurt magro

- Preparazione:

  ➢ In una ciotola media, unire mirtilli, mele, sedano, uva, uva passa, noci, zucchero, cannella, e yogurt. Mescolare per bene. Coprire e far riposare in frigo per 2 ore. Mescolare prima di servire.

- Valori nutrizionali:

- Calorie: 75kcal, Grassi: 2g, Carboidrati: 1.7g, Proteine: 22g, Sodio: 26mg

3. Le amice arance

- Descrizione:

Le arance sono un'ottima fonte di vitamina C. Sono anche una buona fonte di fibra alimentare. Inoltre, le arance hanno tante vitamine del gruppo B compresa la vitamina B1, acido pantotenico e acido folico e vitamina A, calcio, rame e potassio.

- Ingredienti:

  - 2 grandi arance, sbucciate e tagliate a tocchetti

  - 1 pomodoro, senza semi e tagliato a dadini

  - 1/2 tazza di cipolla rossa tritata

  - 1 cucchiaio di succo di mela

  - 1 cucchiaino di scorza di arancia grattugiata

  - 1 cucchiaino di aglio tritato

  - 1/4 jalapeno, tritato

  - 1 cucchiaio di coriandolo fresco tritato

- Preparazione:

  - Unire arance, pomodoro, cipolla, succo di mela, scorza d'arancia, aglio, pepe e jalapeno in una grande ciotola; mescolare per amalgamare. Coprire e conservare in frigorifero per circa 30 minuti. Mescolare con coriandolo prima di servire.

- Valori nutrizionali:

Calorie: 41kcal, Grassi: 0,1 g, Carboidrati: 10g, Proteine: 1g, Sodio: 2mg

4. Pera Benefattrice

- Descrizione:

Solo una pera contiene fino all'11% della nostra assunzione giornaliera raccomandata di vitamina C e il 10% della nostra assunzione giornaliera raccomandata di rame. Le pere hanno anche parecchi nutrienti per ogni caloria.

- Ingredienti:

  - 1 pera matura - sbucciata e tritata

  - 1/2 bicchiere di vino bianco

  - 1 spicchio d'aglio, tritato

  - 1/4 tazza di aceto bianco balsamico

  - 1 cucchiaino di pepe nero macinato

  - 1/4 cucchiaino di sale marino

  - 1/2 tazza di olio d'oliva

- Preparazione:

  - Frullare pera, vino bianco, aglio, aceto balsamico bianco, pepe nero e sale marino in un frullatore fino ad amalgamare; piovigginare l'olio d'oliva nella miscela in un flusso costante pur continuando a mescolare. Frullare qualche secondo in più fino a quando il condimento per l'insalata è denso e cremoso.

- Valori nutrizionali:

Calorie: 101kcal, Grassi: 9g, Carboidrati: 3.6g, Proteine: 0. 1g, Sodio: 60mg

5. Ravanello delizioso

- Descrizione

I ravanelli contengono vitamina C e antiossidanti, che li rende molto efficaci nel prevenire la carie. Un inserimento regolare di ravanelli nella tua dieta si traduce in salute di denti e gengive.

- Ingredienti:

  ➢ 20 ravanelli

  ➢ 2 cucchiai di acqua

  ➢ 1 cucchiaio di olio d'oliva

  ➢ sale e pepe qb

- Preparazione:

  ➢ Tagliare le estremità dei ravanelli e la buccia prendendola dalla metà del ravanello.

  ➢ Stufare i ravanelli in un contenitore per microonde coperto per 8 minuti, o finché sono teneri alla forchetta, servire immediatamente.

- Valori nutrizionali:

  Calorie: 109 Grassi: 11.6g, Carb s: 1.5g, Proteine: 0.4g,
  Sodio: 106mg

6. Rabarbaro di guardia

- Descrizione:

Il rabarbaro è pieno di minerali, vitamine, composti organici, e altre sostanze nutritive che lo rendono ideale per mantenere le cavità pulita e il nostro corpo sano.

- Ingredienti:

  - 1/2 tazza di acqua

  - 3 tazze di fette sottili di rabarbaro

  - 15 uva senza semi

  - 1/2 arancia, sezionata

  - 10 fragole fresche

  - 1 mela, tagliata a dadini

  - 1 pesca, affettata

  - 1 prugna, affettata

- Preparazione:

  - Portare l'acqua ad ebollizione in una casseruola media a fuoco medio. Incorporate il rabarbaro, girare la fiamma al minimo, coprire e cuocere a fuoco lento fino a quando il rabarbaro è morbido, da 10 a 15 minuti. Mescolare e raffreddare in frigorifero, per circa un'ora.

> Mescolare delicatamente, ma accuratamente per amalgamare. Mettete in frigo per almeno due ore per consentire che i sapori si fondano.

• Valori nutrizionali:
Calorie: 236kcal, Grassi: 0,9 g, Carboidrati: 59g, Proteine: 1.9g, Sodio: 6mg

7. Fiera del lampone

- Descrizione:

I lamponi rossi contengono potenti antiossidanti come la vitamina C, la quercetina e l'acido gallico. La ricerca ha dimostrato che il mantenimento di un buon equilibrio di ossidanti e antiossidanti è importante per la salute orale, nonché per la salute sistemica.

- Ingredienti:

    ➢   500g di insalata mista

    ➢   1 manciata di lamponi freschi

    ➢   4 mandorle a fettine

    ➢   1 tazza di lamponi in vinaigrette

- Preparazione:

    ➢   Mescolare insalata, lamponi e mandorle insieme in una grande ciotola. Condire con lampone in vinaigrette e servire.

- Valori nutrizionali:
Calorie: 182kcal, Grasso: 7g, Carboidrati: 25g, Proteine: 4.7G, Sodio: 350mg

8. Amico della cavità orale

- Descrizione:

Questo frullato contiene tutto il necessario per rimanere forti e sani. Includilo nella tua dieta quotidiana per vedere i risultati in pochissimo tempo!

- Ingredienti:

  ➢ 1 tazza di latte

  ➢ 1 1/2 banana

- Preparazione:

  ➢ Frullare latte e banane in un frullatore fino a creare una purea.

- Valori nutrizionali:
Calorie: 280kcal, Grassi: 5,4 g, Carboidrati: 56g, Proteine: 10g, Sodio: 102mg

9. Kung Fu Kefir

• Descrizione:

Il kefir è un prodotto di latte fermentata (vacca, capra o pecora) che ha un sapore come un yogurt da bere. Il Kefir contiene alti livelli di vitamina B12, calcio, magnesio, vitamina K2, biotina, acido folico, enzimi e probiotici.

• Ingredienti:

> 4 tazze di latte

> 1/2 tazza di kefir

• Preparazione:

> Preriscaldare una macchina per lo yogurt o un fornello a fiamma molto bassa.

> Scaldare il latte in una casseruola a fuoco medio fino a farlo quasi bollire, circa 4 minuti.

> Mescolare delicatamente il kefir nel latte per amalgamare. Versare il composto nei contenitori per yogurt o sul fornello.

> Cuocere a bassa temperatura per raggiungere il livello desiderato di acidità e consistenza dello yogurt, da 4 a 10 ore. Raffreddare lo yogurt in frigorifero per almeno 2 ore.

- Valori nutrizionali:

- Calorie: 84kcal, Grassi: 2.9g, Carboidrati: 8.4g, Proteine: 5,7 g, Sodio: 77mg

10. Nuvola di banane

• Descrizione:

Le banane sono eccellenti protettori della cavità orale. Esse forniscono vari nutrienti necessari per aiutare la digestione, la salute del cuore e la perdita di peso. Questa ricetta è semplice e veloce.

• Ingredienti:

> 1 banana

> 1/2 tazza di yogurt

> 1/4 tazza di succo di ananas

> 1 tazza di fragole

> 1 cucchiaino di succo d'arancia

> 1 cucchiaino di latte

• Preparazione:

> Frullare banana, yogurt, zucchero, succo di ananas, fragole, succo d'arancia, e il latte in un frullatore fino ad amalgamare il tutto.

• Valori nutrizionali:
Calorie: 147kcal, Grassi: 1.4g, Carboidrati: 31.3g, Proteine: 4.6g, Sodio: 46mg

11. Salmone al limone

- Descrizione:

Il limone è benefico per la salute generale delle ossa, la vitamina D aumenta il metabolismo del calcio e induce il cathelicidin, che è un peptide antimicrobico che attacca i batteri che causano la carie. Fortunatamente per noi, la vitamina D può essere trovata nel salmone

- Ingredienti:

  ➢ 1 (16 once) di salmone rosso, scolato e a pezzetti

  ➢ 1 limone, spremuto

  ➢ 1 mela, tritata

  ➢ 1 1/2 gambi di sedano, tritati

  ➢ 1/4 cucchiaino di peperoncino schiacciato

- Preparazione:

  ➢ Unire salmone rosso e succo di limone in una ciotola di vetro; mescolare bene.

  ➢ Mescolare delicatamente con mele, sedano e peperoncino.

- Valori nutrizionali:

Calorie: 368kcal, Grassi: 20.9g, Carboidrati: 21.2g, Proteine: 25g, Sodio: 664mg

12. Zucchine e noci

- Descrizione:

Le zucchine contengono vitamina A, magnesio, acido folico, potassio, rame e fosforo. Questa zucca estiva ha anche un alto contenuto di acidi grassi omega-3, zinco, niacina, e proteine. Inoltre, la vitamina B1, vitamina B6, vitamina B2, e il calcio assicurano una salute dei denti ottimale.

- Ingredienti:

  - 2 cucchiai di olio d'oliva

  - 2 zucchine, grattugiate

  - 2 vasetti di yogurt intero

  - 2 cucchiai di noci tritate

- Preparazione:

  - Scaldare l'olio in una padella a fuoco alto. Cuocere e mescolare le zucchine grattugiate per 3 minuti, mescolando continuamente.

  - Togliere dal fuoco e lasciar raffreddare. Mescolare le zucchine con yogurt e noci, e condire con sale e pepe.

- Valori nutrizionali:

Calorie: 170kcal, Grassi: 11g, Carboidrati: 11g, Proteine: 7g, Sodio: 92mg

13. Paradiso tropicale

- Descrizione:

Frullato tropicale con una combinazione di fragole dolci e mango succulento. Ideale per la prima colazione o uno spuntino pomeridiano. Questo frullato offre una vasta gamma di vitamine e sostanze nutritive!

- Ingredienti:

  ➢ 10 fragole fresche

  ➢ 1 tazza di mango a dadini

  ➢ 1 tazza di yogurt magro

  ➢ 1/2 tazza di latte

  ➢ 1/4 di tazza di miele

  ➢ 4 fragole fresche

- Preparazione:

  ➢ Mettere fragole e mango in un frullatore; aggiungere yogurt, latte e miele. Frullare velocemente per amalgamare. Versare il frullato in 4 bicchieri e guarnire ciascuno con una fragola fresca.

- Valori nutrizionali:

Calorie: 171kcal, Grassi: 2g, Carboidrati: 36g, Proteine: 6g, Sodio: 59mg

14. Salmone e acero

- Descrizione:

Il salmone fornisce anche importanti quantità di antiossidante e aminoacido taurina. Il salmone è una fonte eccellente di vitamina B12, vitamina D e selenio.

- Ingredienti:

 ➢ 1/4 di tazza di sciroppo d'acero

 ➢ 1 cucchiaio di olio d'oliva

 ➢ 1 spicchio d'aglio, tritato

 ➢ 1/4 cucchiaino di sale all'aglio

 ➢ 1/8 cucchiaino di pepe nero macinato

 ➢ 1 chilo di salmone

- Preparazione:

 ➢ In una piccola ciotola, mescolare sciroppo d'acero, aglio, sale e pepe.

 ➢ Posizionare il salmone in una pirofila di vetro poco profonda, e spennellare con la miscela di sciroppo d'acero. Coprire il piatto, e marinare il salmone nel frigorifero per 30 minuti, girandolo una volta.

 ➢ Preriscaldare il forno a 400 gradi F.

➢ Mettere la teglia nel forno preriscaldato, e cuocere scoperta per 20 minuti, o fino a quando il salmone si sfalda facilmente con una forchetta.

• Valori nutrizionali:

Calorie: 265 kcal, Grasso: 12 g, Carboidrati: 14 g, Proteine: 23 g, Sodio: 633 mg

15. Lattuga magica

- Descrizione:

La lattuga contiene acqua, energia, proteine, grassi, carboidrati, fibre alimentari, e zuccheri. I minerali e le vitamine nella lattuga includono calcio, ferro e magnesio. Questo insieme di sostanze ti garantiscono un sorriso smagliante.

- Ingredienti:

  ➢ 1 testa di lattuga a foglia verde - risciacquata, asciugata e tritata

  ➢ 1 cipolla rossa, affettata in anelli

  ➢ 10 fragole, dimezzate

  ➢ 1/4 tazza di latte

  ➢ 2 cucchiai di aceto bianco

  ➢ 1 cucchiaio di semi di papavero

  ➢ 1/2 tazza di salsa per insalata

- Preparazione:

  ➢ Mettere lattuga, cipolla rossa, e fragole in una ciotola capiente. Mettere latte, aceto e semi di papavero in un vaso con un coperchio a chiusura ermetica; coprire il vaso e agitare per amalgamare.

➢ Versare il condimento sull'insalata; mescolare il tutto.

• Valori nutrizionali:
Calorie: 138kcal, Grassi: 6g, Carboidrati: 26g, Proteine: 1.8g, Sodio: 186 mg

16. Sfida al mais

• Descrizione:

Il magnesio è il più importante minerale necessario per il funzionamento del corpo. Per lavorare correttamente e in modo efficiente, il nostro organismo ha bisogno di molte sostanze nutritive. Tuttavia, se è carente in magnesio, ci sono oltre 350 reazioni biochimiche che non si verificano affatto o in modo inefficiente.

• Ingredienti:

> 5 spicchi d'aglio, tritati, o di più a piacere

> 2 cucchiai di olio d'oliva

> 1 cucchiaino di sale

> 1 cucchiaino di cumino macinato

> 1 cucchiaino di pepe nero macinato

> 1/2 lime, spremuto

> 2 cucchiai di salsa di peperoncino

> 6 pannocchie fresche

• Preparazione:

> Preriscaldare un barbecue all'aperto a fuoco medio, e ungere leggermente di olio la grata.

➤   Scaldare l'aglio in un pentolino a fuoco basso per 5 minuti. Mescolare insieme il sale, il pepe nero, e il cumino in un piccolo piatto. Mescolare nella miscela il succo di lime e la salsa calda fino ad amalgamare il tutto.

➤   Cuocere il mais sulla griglia preriscaldata, ruotandolo di tanto in tanto per renderlo caldo e tenero, da 10 a 15 minuti.

- Valori nutrizionali:
Calorie: 138kcal, Grassi: 6g, Carboidrati: 26g, Proteine: 1.8g, Sodio: 186 mg

17. Maresciallo Broccoli

- Descrizione:

I broccoli sono eccellenti per prevenire la carie perché contengono calcio e fibre. Questi due elementi riducono il rischio di carie e anche migliorano la salute delle gengive.

- Ingredienti:

  ➢ 2 tazze di cimette di broccoli

  ➢ 1 peperone giallo, affettato

  ➢ 1 cucchiaino di aglio in polvere

  ➢ Sale e pepe a piacere

  ➢ 1 cucchiaio di olio d'oliva extra vergine

- Preparazione:

  ➢ Preriscaldare il forno a 400 gradi F (200° C).

  ➢ Unire broccoli e peperone in una ciotola. Cospargere di aglio in polvere, sale e pepe; condire con l'olio d'oliva e mescolare per bene. Distribuire le verdure in una teglia bassa.

  ➢ Cuocere in forno preriscaldato fino a quando le verdure sono tenere e cominciano a scurirsi, da 15 a 20 minuti

- Valori nutrizionali:

- Calorie: 69kcal, Grassi: 3.9g, Carboidrati: 8g, Proteine: 2.1g, Sodio: 815mg

18. Zucca succulenta

- Descrizione:

Una tazza di zucca fornisce il 437% dell'RDA di vitamina A, così come il 52% di vitamina C e il 10% o più di vitamina E, tiamina, niacina, vitamina B-6, acido folico, acido pantotenico e magnesio.

- Ingredienti:

  ➢ 1 zucca - pelata, privata dei semi e tagliata a cubetti da 1 pollice

  ➢ 2 cucchiai di olio d'oliva

  ➢ 2 spicchi d'aglio, tritati

- Preparazione:

  ➢ Preriscaldare il forno a 400 gradi F

  ➢ Mescolare zucca con olio d'oliva e aglio in una grande ciotola. Aggiustare di sale e pepe nero. Disporre la zucca su una teglia da forno rivestita.

  ➢ Cuocere in forno preriscaldato fino a quando zucca è tenera e leggermente dorata, da 25 a 30 minuti.

- Valori nutrizionali:
Calorie: 177 kcal, Grasso: 7g, Carboidrati: 30.3g, Proteine: 2.6g, Sodio: 11mg

19. Amico formaggio

• Descrizione:

Il consumo di formaggio aumenta il pH della placca dentale e impedisce l'erosione dei denti. Alti i livelli di pH, abbassano la probabilità di sviluppare carie.

• Ingredienti:

> 2 tazze di foglie di spinaci

> 1/2 mela - sbucciata e tagliata a dadini

> 60 g di formaggio di capra sbriciolato

> 60 g di noci

• Preparazione:

> Mettere 1 tazza di spinaci in ciascuna delle 2 ciotole.

> Unire mela, formaggio di capra e noci agli spinaci.

• Valori nutrizionali:
Calorie: 313 kcal, Grasso: 2g, Carboidrati: 10g, Proteine: 11g, Sodio: 171mg

20. Incontro di tre formaggi

- Descrizione:

Il formaggio aiuta a ridurre la formazione di carie nei denti perché neutralizza l'acido della placca. Più alto è il livello di pH (più alcalino) sulla superficie dei denti, più i denti saranno protetti contro l'erosione dentale, che porta a otturazioni dentali.

- Ingredienti:

  > 1 grande testa di foglie di lattuga - risciacquate, asciugate e fatte a pezzi

  > 1 tazza di cubetti di formaggio svizzero

  > 1 tazza di formaggio feta sbriciolato

  > 1 tazza di parmigiano grattuggiato

  > 1 tazza di noci pecan tostate

  > 1/2 tazza di olio d'oliva

  > 1/2 tazza di aceto bianco balsamico

  > 1 cucchiaio di pepe nero appena macinato

- Preparazione:

  > Unire lattuga, formaggio svizzero, formaggio feta, parmigiano e noci pecan in una grande ciotola. In una

piccola ciotola, sbattere insieme olio, aceto e
pepe. Aggiungere il condimento sull'insalata e mescolare
bene.

- Valori nutrizionali:
Calorie: 618 kcal, Grasso: 53.9g, Carboidrati: 13g,
Proteine: 74g, Sodio: 639mg

21. Broccoli e mandorle

- Descrizione:

Il broccolo è una fonte eccellente di vitamina B1, magnesio, acidi grassi omega-3, proteine, zinco, calcio, ferro, niacina e selenio.

- Ingredienti:

  ➢ 1 testa di broccoli freschi, tagliati a cimette

  ➢ 1 cucchiaio di olio d'oliva

  ➢ 2 cucchiai di succo di limone

  ➢ 1/4 tazza di mandorle pelate a fettine

- Preparazione:

  ➢ Bollire o cuocere al vapore i broccoli finché sono teneri, circa 4 a 8 minuti. Far asciugare.

  ➢ In un pentolino, sciogliere l'olio d'oliva a fuoco medio basso. Togliere dal fuoco.

  ➢ Mescolare il succo di limone e le mandorle. Versare sopra i broccoli caldi e servire.

- Valori nutrizionali:
Calorie: 170 kcal, Grasso: 15.2g, Carboidrati: 7g, Proteine: 3.7g, Sodio: 107mg, Colesterolo: 31mg

22. Arachidi olimpioniche

• Descrizione:

Il magnesio si trova nelle arachidi, che sono essenziali per rafforzare le ossa. Ma le arachidi contengono anche calcio e ferro, che sono importanti per i denti e le ossa forti.

• Ingredienti:

> 500 g di arachidi, in pezzetti

• Preparazione:

> Preriscaldate il forno a 500 gradi F (260° C).

> Disporre le arachidi in un unico strato su una teglia, e mettere in forno preriscaldato.

> Speghere il forno. Lasciare arachidi in forno per 1 ora senza aprire mai la porta. Servire calde o a temperatura ambiente.

• Valori nutrizionali:
Calorie: 322kcal, Grassi: 27.9g, Carboidrati: 9,2 g, Proteine: 14.6g, Sodio: 10mg

23. Datteri per i denti

- Descrizione:

Magnesio, calcio, ferro, vitamina B e ferro sono di vitale importanza per l'igiene dentale e per mantenere gengive e denti sani. E i datteri sono la fonte migliore per queste componenti. L'aggiunta del cavolo aiuta il sistema immunitario.

- Ingredienti:

  ➢ 1 mazzetto di foglie di cavolo, senza stelo

  ➢ 500 g di datteri

  ➢ 1 tazza di mandorle intere tostate non salate

- Preparazione:

  ➢ Strappare ogni foglia di cavolo in due metà.

  ➢ Dividere i datteri a metà, togliere il nocciolo. Posizionare una mandorla in ciascun dattero nello spazio lasciato dal nocciolo.

  ➢ Avvolgere ogni dattero in una mezza foglia di cavolo; forare ciascuna con uno stuzzicadenti per mantenere l'involtino.

- Valori nutrizionali:

Calorie: 291kcal, Grassi: 9.6g, Carboidrati: 51.7g, Proteine: 7g, Sodio: 25mg

24. Uvetta sottocoperta

- Descrizione:

Gli antiossidanti come polifenoli e flavonoidi presenti nell'uvetta aiutano a combattere i batteri. Quindi l'uva passa è considerata un ottimo ingrediente per prevenire la carie.

- Ingredienti:

    ➢   1 tazza di uva passa

    ➢   500 g di carote, triturate

    ➢   1/4 tazza di ananas in succo

    ➢   3 cucchiai di cocco grattugiato

    ➢   1/4 cucchiaino di sale

    ➢   250 g di yogurt magro

- Preparazione:

    ➢   Mettere a bagno l'uvetta in una ciotola di acqua fino a quando si ammorbidisce, circa 20 minuti. Asciugare.

    ➢   Unire carote, uva passa, ananas, cocco, e sale in una ciotola. Aggiungere lo yogurt e mescolate per bene. Coprire e conservare in frigorifero fino al consumo.

- Valori nutrizionali:

Calorie: 170kcal, Grassi: 6,6 g, Carboidrati: 28g, Proteine: 2g, Sodio: 125mg

25. Fichi veterani

- Descrizione:

I fichi sono essenziali per prevenire la carie in quanto aumentano i minerali che difendono i denti. Sono anche ricchi di fibra, che è essenziale per aumentare la saliva nella bocca.

- Ingredienti:

  - 4 tazze di rucola

  - 8 fichi freschi, a pezzi

  - 1/4 tazza di parmigiano grattugiato

  - 2 cucchiai di pinoli tostati

  - 2 cucchiai di miele

  - 2 cucchiai di aceto balsamico

- Preparazione:

  - Unire rucola, fichi, formaggio parmigiano e pinoli insieme in una grande ciotola.

  - Condire con miele e aceto balsamico l'insalata prima di servire.

- Valori nutrizionali:

Calorie: 160kcal, Grassi: 4.1g, Carboidrati: 28g, Proteine: 4.2g, Sodio: 85mg

26. Tè verde potenziato

- Descrizione:

Il tè verde, tè senza zucchero e tè nero sono eccellente per combattere i batteri. Previeni la carie sorseggiando del tè verde. Inoltre inibisce la crescita della placca.

- Ingredienti:

  ➢ 1 pezzo scorza di limone

  ➢ 2 cucchiaini di acqua bollente

  ➢ 2 cucchiaini di tè verde in polvere o una bustina

  ➢ 3/4 di tazza di acqua calda

  ➢ 1/2 tazza di succo di pompelmo appena spremuto

  ➢ 3 cucchiai di succo di limone appena spremuto

  ➢ 1 cucchiaino di miele

- Preparazione:

  ➢ Mettere la scorza di limone in una grande tazza. Coprire con 2 cucchiaini di acqua bollente e lasciare in infusione per circa 3 minuti. Incorporare la bustina di tè verde e l'acqua calda. Aggiungere succo di pompelmo, succo di limone e miele. Mescolare bene e servire.

- Valori nutrizionali:

Calorie: 89kcal, Grassi: 0,1 g, Carboidrati: 22,5 g, Proteine: 1.2g, Sodio: 9 mg

27. Noci del Brasile amiche della bocca

- Descrizione:

Le noci del Brasile contengono calcio, ma sono anche ricche di magnesio e ferro, che sono fondamentali per il rafforzamento dei denti e per prevenire problemi gengivali connessi.

- Ingredienti:

  ➢ 2 cucchiai di semi di sesamo

  ➢ 55g (1/3 tazza) di semi di girasole

  ➢ 60g (1/3 di tazza) di semi di zucca

  ➢ 160g (1 tazza) di noci del Brasile

  ➢ 2 cucchiai di miele

  ➢ 1 1/2 cucchiaini di cumino macinato

  ➢ Un grande pizzico di peperoncino in polvere

- Preparazione:

  ➢ Unire i semi e le mandorle in una padella e mescolare a fuoco medio per 3-4 minuti o fino a tostarli.

  ➢ Aggiungere miele, cumino e peperoncino e cuocere per 1 minuto. Mettere da parte a raffreddare.

- Valori nutrizionali:

Calorie: 327

kcal, Grassi: 26g, Carboidrati: 11g, Proteine: 11g, Sodio: 6. 22mg

28. Sogno di mandorle

- Descrizione:

Le mandorle o il latte di mandorla sono ottimi per mantenere sane e migliorare le gengive e prevenire la carie. Le mandorle contengono calcio, che è necessario per eludere i problemi dentali.

- Ingredienti:

  - 1 tazza di mirtilli congelati

  - 1 banana

  - ½ tazza di latte di mandorla

  - 1 cucchiaio di burro di mandorle

  - Acqua se serve

- Preparazione:

  - Unire mirtilli, banane, latte di mandorla, e burro di mandorle in un frullatore; amalgamare bene, aggiungere acqua per un frullato meno denso.

- Valori nutrizionali:
Calorie: 231kcal, Grassi: 11g, Carboidrati: 55g, Proteine: 5.3g, Sodio: 162mg

29. Piselli Super verdi

- Descrizione:

I minerali presenti nei piselli inibiscono la crescita dei batteri dannosi e cancellano l'acido sui denti. Inoltre, i piselli sono l'ideale per la pelle, perché regolano lo zucchero nel sangue, promuovendo la salute del cuore e prevenendo il cancro allo stomaco.

- Ingredienti:

  ➢ 1 barattolo (15 once) di piselli scolati

  ➢ 200 g di formaggio Cheddar, a cubetti

  ➢ 2 cucchiai di cipolla tritata finemente

  ➢ 1/4 tazza di salsa cremosa per insalata

- Preparazione:

  ➢ In un piatto da portata medio, mescolare insieme piselli, formaggio cheddar e cipolla. Mescolare lo zucchero e i condimenti da insalata. Mettere in frigorifero per almeno 1 ora prima di servire.

- Valori nutrizionali:
Calorie: 221kcal, Grassi: 13g, Carboidrati: 17g, Proteine: 10g, Sodio: 500mg

30. Mr Bean

- Descrizione:

I fagioli contengono proteine essenziali per la costruzione delle cellule. I denti hanno anche bisogno di proteine per le gengive e i denti sani.

- Ingredienti:

  ➢ 1 1/2 chili di fagioli verdi, tagliati a pezzi da 2 pollici

  ➢ 1 1/2 tazze di acqua

  ➢ 1 cucchiaio di olio d'oliva

  ➢ 3/4 cucchiaino di sale all'glio

  ➢ 1/4 cucchiaino di pepe

  ➢ 1 1/2 cucchiaini di basilico fresco tritato

  ➢ 2 tazze di pomodorini ciliegia tagliati a metà

- Preparazione:

  ➢ Mettere i fagioli e l'acqua in una grande casseruola. Coprire e portare a bollore. Impostare la fiamma al minimo e lasciar cuocere finché sono teneri, circa 10 minuti. Scolare l'acqua, e mettere da parte.

  ➢ Mescolare aglio, sale, pepe e basilico.

➢ Aggiungere i pomodori e cuocere mescolando delicatamente solo fino a renderli morbidi. Versare il composto di pomodoro sopra i fagiolini, e mescolare delicatamente per miscelare.

• Valori nutrizionali:

Calorie: 122kcal, Grassi: 8g, Carboidrati: 12.6g, Proteine: 2.6g, Sodio: 294mg

31. Yogurt & Frutta

- Descrizione:

Lo yogurt assicura denti forti e gengive sane. Aiuta a prevenire la carie, l'accumulo di placca e l'alito cattivo. Ma, ricorda di consumare lo yogurt senza zucchero e aromi artificiali.

- Ingredienti:

> 1 1/2 tazze di uva senza semi, dimezzata

> 2 gambi di sedano, tritati

> 1 mela rossa, tritata

> 1 arancia, pelata e affettata

> 1/2 tazza di more

> 1/2 tazza di noci tritate

> 1 (8 once) di yogurt

- Preparazione:

> Mescolare uva, sedano, mele, fette d'arancia, more e noci in una grande ciotola; aggiungere lo yogurt e mescolare per bene.

> ➤ Coprire la ciotola con pellicola trasparente e conservare in frigorifero fino a quando l'insalata è raffreddata, almeno 30 minuti.

- Valori nutrizionali:

Calorie: 188kcal, Grassi: 9g, Carboidrati: 26g, Proteine: 5g, Sodio: 44mg

32. Fiocchi a colazione

• Descrizione:

La crusca è il guscio esterno di cereali come riso, mais, frumento, orzo e avena. Ma gli studi suggeriscono che la crusca deve essere consumata con la vitamina D per ridurre il rischio di carie.

• Ingredienti:

> 1 tazza di acqua

> 1/4 cucchiaino di cannella in polvere

> 5 prugne snocciolate secche, tritate

> 1/4 tazza di crusca di avena

• Preparazione:

> Unire acqua, cannella e prugne in una casseruola a fuoco medio. Portare a ebollizione; aggiungere la crusca d'avena e far bollire per 2 minuti.

• Valori nutrizionali:
Calorie: 161kcal, Grassi: 2g, Carboidrati: 43g, Proteine: 5g, Sodio: 10 mg

33. Riso integrale dolce

- Descrizione:

Il riso integrale è ricco di magnesio e contiene anche diversi tipi di vitamine del gruppo B, che sono essenziali per rafforzare i denti e mantenere le gengive sane.

- Ingredienti:

  - 2 tazze di acqua

  - 1 tazza di riso integrale

  - 1/4 tazza di cipolla rossa tagliata a dadini

  - 1/2 tazza di sedano a dadini

  - 1/4 tazza di mirtilli secchi

  - 1/2 tazza di vinaigrette o condimento per insalata

  - 1 cucchiaio di zucchero

- Preparazione:

  - In una casseruola, portare l'acqua a ebollizione. Mescolare il riso, coprire e ridurre la fiamma al minimo. Far bollire per 45-60 minuti, o fino a cottura.

  - Trasferire il riso in un piatto da portata, e mescolate a cipolla, sedano, mirtilli rossi, condimento per l'insalata e zucchero. Coprire, conservare in frigorifero e servire freddo.

- Valori nutrizionali:

Calorie: 302kcal, Grassi: 10g, Carboidrati: 50g, Proteine: 4g, Sodio: 365mg

34. Mix di frutta

- Descrizione:

Le mele impediscono la formazione di acido nella cavità, zuccheri e fibre aiutano ad aumentare la produzione di saliva. Con un flusso aumentato della saliva, i batteri vengono eliminati.

- Ingredienti:

> 3 cucchiai di uvetta

> 2 mele sbucciate a pezzi

> 1 tazza di zucca tagliuzzata

> 2 cucchiaini di succo di limone

> Sale e pepe a piacere

- Preparazione:

> Mettere l'uvetta in un piccolo piatto e coprire con acqua calda. Lasciare riposare per 30 minuti.

> Una volta che l'uvetta si è ammorbidita, scolare e mettere in una ciotola con mela e zucca.

> Versare il succo di limone e mescolare per bene. Aggiustare di sale e pepe e servire subito.

- Valori nutrizionali:

Calorie: 129kcal, Grassi: 0.3g, Carboidrati: 34g, Proteine: 1.2g, Sodio: 197mg

35. Shake alla banana

• Descrizione:

Le banane contengono calcio, che è importante per le ossa forti. Le banane sono ricche di vitamina B e C e sono perfette per combattere i batteri.

• Ingredienti:

  ➢ 1 banana, parzialmente schiacciata a purea

  ➢ 1/2 tazza di latte, o di più a piacere

• Preparazione:

  ➢ Mescolare banana e latte insieme in una tazza o ciotola fino a raggiungere la consistenza desiderata.

• Valori nutrizionali:
Calorie: 166kcal, Grassi: 2.8g, Carboidrati: 34g, Proteine: 5.3g, Sodio: 51mg

36. Merenda alla carota

- Descrizione:

Le carote sono una buona fonte di agenti antiossidanti. Inoltre, le carote sono ricche di vitamina A, vitamina C, vitamina K, vitamina B8, acido pantotenico, acido folico, potassio, ferro, rame e manganese.

- Ingredienti:

  ➢ 3 tazze di carote julienne

  ➢ 1 (20 once) fette di ananas

  ➢ 1 tazza di marshmallows in miniatura

  ➢ 1/2 tazza di uvetta

  ➢ 1/2 tazza di sedano a dadini

  ➢ 2/3 di tazza di condimento cremoso per insalata

  ➢ 1 cucchiaino di zucchero raffinato

- Preparazione:

  ➢ In una grande ciotola, mescolare insieme carote, ananas, marshmallows, uvetta e sedano.

  ➢ Sbattere insieme il condimento per l'insalata e lo zucchero; versare sopra l'insalata e mescolare. Mettere in frigorifero per almeno 12 ore.

- Valori nutrizionali:

Calorie: 198kcal, Grassi: 6,4 g, Carboidrati: 36g, Proteine: 8g, Sodio: 241mg

37. Avocado per i denti

- Descrizione:

Gli avocado sono molto nutrienti e contengono una grande varietà di sostanze nutritive, tra cui 20 diverse vitamine e minerali, assicurando che la carie stia ben lontana dai denti

- Ingredienti:

  ➢ 1 avocado

  ➢ 1/2 cucchiaino di aglio, tritato

  ➢ 1/2 cucchiaino di radice di zenzero tritato fresco

  ➢ 1 cucchiaio di olio d'oliva

- Preparazione:

  ➢ Mescolare insieme aglio, zenzero e olio d'oliva; mettere da parte per cinque minuti per consentire di insaporirsi.

  ➢ Tagliare l'avocado a metà, e scartare il nocciolo; dividere la salsa tra le metà di avocado.

- Valori nutrizionali:
Calorie: 164kcal, Grassi: 15g, Carboidrati: 9,1 g, Proteine: 2.2g, Sodio: 157mg

38. Cavolfiore al cinema

• Descrizione:

La cottura del cavolfiore lo trasforma in uno spuntino delizioso. Si lascia mangiare facilmente, come il popcorn. Molto facile da preparare e delizioso!

• Ingredienti:

➢ 1 cucchiaio di olio d'oliva

➢ 1/2 cucchiaino di sale all'aglio

➢ 1 grande testa di cavolfiore, suddivisa in piccole cimette

• Preparazione:

➢ Preriscaldate il forno a 400 gradi F (200° C).

➢ Sbattere l'olio d'oliva e il sale insieme in una grande ciotola; aggiungere il cavolfiore e mescolate per ricoprire completamente. Stendere il cavolfiore su una teglia da forno.

➢ Cuocere in forno preriscaldato fino a doratura, 15-18 minuti.

• Valori nutrizionali:
Calorie: 83kcal, Grassi: 3.6g ms, Carboidrati: 11.2g, Proteine: 4.2g, Sodio: 290mg

39. Noci all'aglio

- Descrizione:

Le noci sono ricche di grassi monoinsaturi e polinsaturi e una buona fonte di proteine. Hanno la reputazione di essere un alimento ad alto contenuto calorico e alto contenuto di grassi. Tuttavia, sono piene di nutrienti e forniscono grassi sani al cuore

- Ingredienti:

  ➢ 2 tazze di noci

  ➢ 2 spicchi d'aglio, tritati

  ➢ 1 cucchiaio di miele

  ➢ 1 cucchiaio di olio d'oliva extra vergine

  ➢ 1 cucchiaio di rosmarino fresco tritato

- Preparazione:

  ➢ Preriscaldare il forno a 350 gradi F

  ➢ Mescolare noci, aglio, miele, olio d'oliva, rosmarino e sale in una ciotola fino a ricoprire le noci; diffondere sulla teglia da forno.

  ➢ Cuocere in forno preriscaldato fino a quando le noci sono leggermente dorate, circa 10 minuti.

- Valori nutrizionali:

Calorie: 183kcal, Grasso: 5 .8g, Carboidrati: 40g, Proteine: 5.2g, Sodio: 42mg

40. Nettarina in regalo

• Descrizione:

Le nettarine hanno un meraviglioso potere antiossidante con una buona quantità di polifenoli, contenuto di vitamina C e carotenoidi come il beta-carotene e la criptoxantina. Goditi questo frullato in qualsiasi momento della giornata!

• Ingredienti:

> 2 grandi nettarine, snocciolate e squartate

> 1 banana, tagliata a pezzi e congelata

> 1 grande arancia, pelata e spezzettata

> 1 tazza di yogurt alla vaniglia

> 1 tazza di succo d'arancia

> 1 cucchiaio di miele

• Preparazione:

> Unire nettarine, i bei pezzi congelati di banana, arancia, yogurt alla vaniglia, succo d'arancia e miele in un frullatore e frullare per amalgamare.

- Valori nutrizionali:

Calorie: 1 6 3kcal, Grassi: 2 .8g, Carboidrati: 22 g, proteine: 3 .2g, Sodio: 1 2mg

41. Latte di mandorla fatto in casa

• Descrizione:

Si può consumare per rafforzare i denti e prevenire la carie. Ma il latte deve essere bevuto senza zucchero o ingredienti artificiali per prevenire la carie.

• Ingredienti:

> 1 tazza di mandorle crude

> 3 tazze di acqua

> 1 cucchiaio di miele o più a piacere

> Sale marino, 1 pizzico

• Preparazione:

> Mettere le mandorle in una ciotola e versare acqua sufficiente a coprirle; lasciarle ammollo per almeno 12 ore. Drenare l'acqua.

> Miscelare le mandorle e 3 tazze di acqua in un frullatore a bassa velocità per 10 secondi. Far girare il frullatore per 5 secondi. Frullare le mandorle e acqua ad alta velocità per 60 secondi. Versare il composto attraverso una garza o un colino in una ciotola. Eliminare la polpa o salvarla per un altro uso.

> Pulire il frullatore e rimetterci il latte; aggiungere il nettare di agave e il sale. Frullare il latte fino a renderlo liscio.

- Valori nutrizionali:
Calorie: 440kcal, Grassi: 36g, Carboidrati: 22g, Proteine: 15g, Sodio: 177mg

42. Insalata di cavolo

- Descrizione:

Il cavolo è pieno di sostanze nutritive come le vitamine, acido folico e magnesio. Nel complesso, un grande vantaggio per i tuoi denti e gengive

- Ingredienti:

  ➢   1 mazzetto di cavolo, senza gambi e con le foglie tritate finemente

  ➢   1/2 cucchiaino di sale

  ➢   1 cucchiaio di aceto di sidro di mele

  ➢   1 mela, a dadini

  ➢   1/3 di tazza di Formaggio feta

  ➢   1/4 tazza di uvetta

  ➢   1/4 tazza di pinoli tostati

- Preparazione:

  ➢   Mescolare uil cavolo con il sale in una ciotola per 2 minuti. Versate l'aceto sopra il cavolo e mescolare bene. Unire mela, formaggio feta, ribes, e pinoli al cavolo.

- Valori nutrizionali:

Calorie: 102kcal, Grassi: 4,8 g, Carboidrati: 12g, Proteine: 4.6g, Sodio: 277mg

43. Trionfo di zenzero arancione

- Descrizione:

Le arance contengono vitamina C, che è essenziale per combattere i batteri. Inoltre, le arance aiutano anche a rafforzare le difese immunitarie. Questa è la bevanda ideale per quando ti senti un po' sotto tono.

- Ingredienti:

  ➢   1/2 radice di zenzero fresco

  ➢   500 g di carote, pelate e a tocchetti

  ➢   2 arance, sbucciate

- Preparazione:

  ➢   Succo di zenzero, carote e arance in una centrifuga. Servire subito.

- Valori nutrizionali: Calorie: 188kcal, Grasso: 1g, Carboidrati: 44g, Proteine: 4.6g, Sodio: 314mg

44. Cavolo rapa a merenda

• Descrizione:

Questo vegetale è ricco di sostanze nutritive e minerali come rame, potassio, manganese, ferro e calcio, così come la vitamina C, vitamina B, vitamina A e vitamina K.

• Ingredienti:

> 1/2 cipolla, tagliata a dadini

> 1 cavolo rapa, tagliata a fette sottili

> 1/2 zucca gialla, affettata

> 3 spicchi d'aglio, schiacciati

> 1/2 cucchiaino di sale

> 1 cucchiaino di pepe nero macinato

• Preparazione:

> Aggiungere cipolla e cavolo rapa nella padella; cuocere e mescolare 5 minuti. Aggiungere zucca gialla, aglio, sale e pepe nero. Cuocere fino a quando la zucca ha rilasciato il liquido, ma non è molliccia, circa 10 minuti. Servire subito.

• Valori nutrizionali: Calorie: 53kcal, Grasso: 2g, Carboidrati, proteine: 4g: 2g, Sodio: 120mg

45. Gamberi Laminati

- Descrizione:

I gamberi sono una fonte di proteina a basso contenuto di grassi. Una porzione di 3 once di gamberetti, circa 15-16 grandi gamberetti, o circa 8 gamberi, contiene 101 calorie per porzione, più di 19 grammi di proteine e solo 1,4 grammi di grassi totali. Una porzione contiene anche calcio, potassio e fosforo ed è una buona fonte di vitamine A ed E.

- Ingredienti:

  - 1/2 tazza di olio d'oliva

  - 1 cucchiaio di senape

  - 3 spicchi d'aglio, tritati

  - 1 limone, spremuto

  - 1 arancia, spremuta

  - 1 cucchiaino di basilico essiccato

  - 30 gamberi sgusciati e puliti

- Preparazione:

  - In un contenitore di vetro, mescolare insieme olio, senape, aglio, succo di limone e arancia. Aggiungere i gamberi, e mescolare per ricoprire. Far marinare per 1 ora.

> ➢   Scaldare un barbecue all'aperto a calore elevato.

> ➢   Infilare i gamberi sullo spiedo. Grigliare da 3 a 5 minuti, girando una volta, fino a cottura ultimata.

• Valori nutrizionali: Calorie: nd, Grassi: nd, Carboidrati: nd, Proteine: nd, Sodio: nd

46. Frutta classica

- Descrizione:

Ricco di vitamine, un frullato eccellente che mantiene le cavità orale pulita e rinforza le gengive.

- Ingredienti:

  ➢ 4 cubetti di ghiaccio

  ➢ 1/4 ananas fresco - sbucciato e tagliato a cubetti

  ➢ 1 banana grande, tagliata a pezzi

  ➢ 1 tazza di ananas o succo di mela

- Preparazione:

  ➢ Mettere i cubetti di ghiaccio, ananas, banana, e succo di mela in un frullatore. Sbattere per amalgamare.

- Valori nutrizionali:
Calorie: 313kcal, Grassi: 0,9 g, Carboidrati: 78.7g, Proteine: 3g, Sodio: 10 mg

ALTRI TITOLI DELL'AUTORE

70 Effective Meal Recipes to Prevent and Solve Being Overweight: Burn Fat Fast by Using Proper Dieting and Smart Nutrition

By

Joe Correa CSN

48 Acne Solving Meal Recipes: The Fast and Natural Path to Fixing Your Acne Problems in Less Than 10 Days!

By

Joe Correa CSN

41 Alzheimer's Preventing Meal Recipes: Reduce or Eliminate Your Alzheimer's Condition in 30 Days or Less!

By

Joe Correa CSN

70 Effective Breast Cancer Meal Recipes: Prevent and Fight Breast Cancer with Smart Nutrition and Powerful Foods

By

Joe Correa CSN

www.ingramcontent.com/pod-product-compliance
Lightning Source LLC
Chambersburg PA
CBHW062151020426
42334CB00020B/2562